Dᵣ Georges MOREL

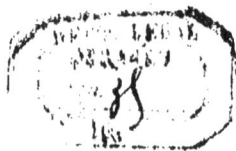

L'Acide chlorhydrique

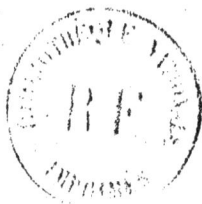

dans le Traitement

des Hypochlorhydries

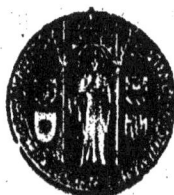

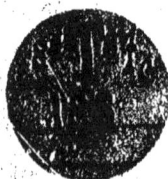

Montpellier
G. Firmin, Montane & Sicardi

L'ACIDE CHLORHYDRIQUE

DANS LE TRAITEMENT

DES HYPOCHLORHYDRIES

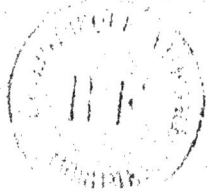

PAR

Georges MOREL

DOCTEUR EN MÉDECINE

MONTPELLIER

IMPRIMERIE Gust. FIRMIN, MONTANE ET SICARDI

Rue Ferdinand-Fabre et Quai du Verdanson

1907

A MA FEMME

G. MOREL.

AVANT-PROPOS

C'est un devoir pour nous d'exprimer toute notre reconnaissance à ceux de nos maîtres qui ont facilité nos études et les ont rendues fructueuses et qui nous ont appris à connaître, à estimer, à aimer notre profession ; en ce jour, nous les réunissons tous dans une même pensée affectueuse.

Que M. le professeur Truc sache la grande part qu'il a dans notre reconnaissance ; il a été pour nous un maître et un ami dont nous n'oublierons jamais les leçons et les conseils.

M. le Professeur Granel voudra bien agréer l'expression de notre vive gratitude pour la sympathie qu'en toutes circonstances il n'a cessé de nous témoigner.

M. le professeur agrégé Jeanbrau a bien voulu, dès le début de nos études, nous témoigner un constant intérêt et nous traiter plus en ami qu'en élève ; quand nous fûmes son Assistant à l'Hôpital général, nous avons grandement apprécié son enseignement clair et pratique ; qu'il nous permette de le remercier ici.

Que M. le Professeur Rauzier, qui nous fait l'honneur d'accepter la présidence de notre thèse, reçoive ici l'hommage de nos respectueux remerciements.

Nous n'oublierons pas ses magistrales leçons cliniques et le large enseignement que nous avons pu recueillir dans la fréquentation de son service.

INTRODUCTION

Le rôle de l'acide chlorhydrique dans les phénomènes gastriques de la digestion est aujourd'hui admis avec une telle unanimité, que le traitement des états hypochlorhydriques par l'ingestion d'acide chlorhydrique semble commandé par une impeccable logique. Aussi un travail qui a pour but l'étude de ce traitement devrait, au premier abord, se borner à en préciser les règles pratiques sans qu'il soit nécessaire de le justifier au préalable. Mais la question étudiée d'un peu plus près n'est pas aussi simple.

Une des principales raisons de cette complexité relative c'est que le rôle de l'acide chlorhydrique dans la digestion est autrement étendu et autrement compliqué que les auteurs ne l'avaient écrit jusqu'à aujourd'hui. Dans ces dernières années, les travaux physiologiques nous ont montré que l'action stomacale de l'acide chlorhydrique (digestion des albuminoïdes, sécrétion de la pepsine, rôle moteur) n'était pas la seule : Pawloff et ses élèves ont prouvé que ce même acide présidait à la digestion intestinale. Ces diverses découvertes ont considérablement modifié le cadre des hypochlorhydries ; c'est ainsi que Soupault a pu rattacher à leur véritable cause de nombreux cas de diarrhée chronique jusqu'alors inexpliqués. De plus, la connaissance plus exacte de la chlorhydrie normale a expliqué d'une façon plus satisfaisante les bons effets obtenus par l'emploi de l'HCl, dans le traitement des hypochlorhydries.

Aussi dans ce travail que nous avons entrepris, force nous a été d'étudier la physiologie normale de la digestion stomacale, et voici comment nous avons divisé notre sujet :

Après quelques mots d'*Historique*, nous avons résumé aussi succinctement, aussi clairement que possible, la complexe question du *Rôle de l'acide chlorhydrique dans la digestion normale ;* dans le chapitre suivant, nous avons esquissé rapidement le tableau *Clinique de l'hypochlorhydrie,* ensuite nous avons étudié le *Rôle de l'acide chlorhydrique ingéré, ses indications et ses contre-indications,* et dans un dernier chapitre nous avons précisé les règles pharmacologiques à suivre dans l'administration de cet agent thérapeutique. Nous terminons par nos *Conclusions* et l'apport de quelques observations.

L'ACIDE CHLORHYDRIQUE

DANS LE TRAITEMENT

DES HYPOCHLORHYDRIES

HISTORIQUE

L'emploi de l'acide chlorhydrique comme agent médicamenteux est fort ancien : mais son usage raisonné en tant qu'eupeptique date seulement de l'époque à laquelle des analyses montrèrent l'acidité du suc stomacal. Les observations de Réaumur, celles de Spallanzani restées célèbres, établirent de façon incontestable cette notion. Il était donc naturel pour les thérapeutes de l'époque de penser à utiliser les acides comme eupeptiques ; ils n'y faillirent point et s'adressèrent empiriquement à l'acide chlorhydrique qui plus facilement maniable leur était déjà connu par l'emploi qu'ils en faisaient couramment comme antithermique et rafraîchissant. Ils pensaient que les bons effets de cette médication étaient en grande partie dus aux propriétés antiputrides et antifermentescibles du médicament. Ce ne fut que beaucoup plus tard, quand l'acidité du suc gastrique fut expérimentalement attribuée à HCl, que les succès thérapeutiques purent être considérés comme résultant d'une véritable opothérapie partielle.

Mais on sait que cette notion ne fut pas admise sans contestes : Lehmann, Claude Bernard, Smith, Laborde, etc., pensaient que l'acide du suc gastrique était l'acide lactique ; Blondlot pensait que c'était le phosphate de chaux. En 1878 enfin, Ch. Richet usant d'une technique indiquée par Berthelot, établit définitivement que l'HCl était l'acide sécrété par l'estomac et que les autres acides, lactique, acétique, butyrique n'étaient que des produits de digestion.

D'ailleurs, quoique empirique, la médication chlorhydrique n'avait pas moins eu de succès et de chauds partisans. Ceux-ci se recrutaient surtout parmi les médecins anglais et Prout, Begbie et Budd en furent les premiers législateurs. En France, au début du dix-neuvième siècle, quelques praticiens : Malherbe, de Nantes, et Caron, de Paris, les prescrivaient et en célébraient les bons résultats, mais c'est en général à Trousseau qu'on fait remonter de ce côté-ci du détroit l'usage de l'HCl dans les gastropathies. Wells, un peu plus tard (1850), conseillait l'emploi des acides dans les dyspepsies, et dans un article de la *Revue Médico-Chirurgicale*, précisait les lois qui devaient guider son administration.

Mais bien avant la fin de cette phase empirique l'opothérapie gastrique par l'ingestion de suc stomacal avait été conseillée, et il faut remonter jusqu'en 1875 pour trouver le premier essai de pepso-chlorhydrothérapie tentée dans les cas de digestion difficile, par Carminah.

L'étude du chimisme stomacal et de l'action de l'acide chlorhydrique chez les dyspeptiques qui fit rentrer la chlorhydrothérapie dans les médications rationnelles, fut surtout poursuivie en Allemagne. De 1876 à 1888, paraissent les travaux de Leube, Leven, Riegel, Wolff, Boas, Manasse;m, Salkowsky, Talma, Bamberger, Jaworsky, Rosenbach, Sgœgwist, etc. Ces auteurs prescrivent l'HCl de façon diffé-

rente ; les uns les conseillent à fortes doses (Talma), d'autres
à petites doses (Küter) ; les uns en restreignent les indications
à quelques maladies gastriques, d'autres, au contraire, comme Talma, les étendent à toutes les affections stomacales,
même à celles où l'hyperchlorhydrie n'est pas contestable :
l'ulcère rond, par exemple.

En 1886, Ewald précisa mieux les indications de la chlorhydrothérapie, et il est le premier à avoir donné une clas-
sification rationnelle des divers types d'hypochlorhydrie.

En France, Bouchardat (1879), Glatz (1887), G. Sée (1888),
étudient successivement et à des points de vue peu différents
les indications, le mode d'action, et la posologie de l'acide
chlorhydrique. Mais c'est surtout à Hayem qu'on doit d'a-
voir précisé les règles de son emploi. Cet auteur, avec Winter, a apporté une importante contribution à l'étude du chimisme stomacal à l'état physiologique comme à l'état pathologique, et il est facile de comprendre que ces travaux l'aient
amené à des conclusions pratiques. D'ailleurs, la physiologie de la digestion donnait à la même époque naissance à
une série de découvertes qui peu à peu en dévoilaient les
mystères. Pawloff et Becker, Dolinski, Gottlieb, Popieski,
Wertheimer et Lepage, Fleig montraient entre autres choses que le rôle de l'acide ne s'arrêtait pas après le pylore,
mais était encore des plus importants dans la digestion intestinale, en général, et la sécrétion pancréatique, en particulier. Ainsi se trouvaient expliqués les troubles intestinaux
liés aux affections stomacales. Soupault montrait que l'acide
chlorhydrique pouvait guérir des diarrhées chroniques, qui
souvent étaient le seul symptôme d'une hypochlorhydrie
ignorée et Foucault, dans sa thèse, étudiait cliniquement ces
manifestations intestinales de lésions stomacales.

Pour être complet il nous faudrait rapporter enfin le nom de

tous les auteurs qui, au point de vue clinique ou thérapeutique, ont étudié l'hypochlorhydrie et l'acide chlorhydrique ;
citons cependant : Bouchard, Mathieu, Huchard, Henodi,
Moncorvo, Bouveret, Robin, qui par l'autorité de leur nom
ou l'importance de leurs travaux méritent une mention spéciale.

CHAPITRE PREMIER

ROLE DE L'ACIDE CHLORHYDRIQUE DANS LA DIGESTION NORMALE

Les fonctions de l'acide chlorhydrique dans la digestion sont importantes et multiples. Il favorise la digestion gastrique en agissant à la fois sur le chimisme et la motilité ; il agit encore indirectement sur la digestion intestinale en provoquant la sécrétion pancréatique. Nous allons étudier successivement ces diverses actions que nous avons résumées dans le tableau suivant :

Rôle dans la digestion stomacale	Chimisme gastrique.	Rôle dans la transformation des albuminoïdes et peptones.
		Action pepsinogène.
		Action antifermentescible.
	Motilité gastrique	Contraction de la portion antepylorique de l'estomac (évacuation).
		Fermeture du pylore (régulation de l'évacuation).
Rôle dans la digestion intestinale	Sécrétion pancréatique.	Action réflexe de l'acide lui-même.
		Production de sécrétine.
	Sécrétion biliaire.	Action réflexe de l'acide lui-même.
		Production de sécrétine.
	Sécrétion intestinale.	

A. — Rôle dans la digestion stomacale

CHIMISME GASTRIQUE

I. Rôle dans la transformation des albuminoïdes en peptones. — On connaissait depuis longtemps l'acidité du suc gastrique, mais le rôle de HCl dans la digestion n'a été établi de façon précise que depuis les travaux d'Hayem et de Winter. En retirant aux différentes phases de la digestion gastrique le liquide stomacal provoqué par l'ingestion d'un repas d'épreuve et en le soumettant à une analyse exacte, ces auteurs ont pu établir l'évolution des divers composés chlorés contenus dans le suc gastrique. Pour simplifier l'explication des phénomènes observés, ils ont établi une notation généralement adoptée depuis par tous les auteurs et qui est la suivante :

A indique l'acidité totale du suc gastrique.
T — l'acide chlorhydrique total.
H — — libre.
C — — en combinaison organique.
F — — — fixe.
α désigne le rapport $\dfrac{A - H}{C}$

Toutes ces valeurs peuvent être déterminées par des procédés d'analyse sur lesquels nous ne pouvons pas insister.

On doit distinguer dans la digestion gastrique deux actes :

1° L'acte sécrétoire ;
2° L'acte fermentatif.

1° *L'acte sécrétoire*, provoqué soit par la présence d'aliments, soit par une simple excitation psychique, consiste dans la production d'un liquide chargé particulièrement de chlorures minéraux (F) et de pepsine. Il était autrefois de notion courante que la majeure partie de l'acidité gastrique était due à l'acide chlorhydrique libre et que les glandes stomacales le sécrétaient en nature en même temps que la pepsine. Actuellement l'analyse chimique a démontré que le produit de la sécrétion gastrique est primitivement une *sécrétion chlorurée saline*. En effet, si on analyse chez le chien le suc gastrique provoqué par l'ingestion d'eau distillée, on voit dans l'espace d'une heure augmenter très rapidement et très notablement le chlore total (T). Les chlorures fixes (F) augmentent parallèlement, tandis que l'acide chlorhydrique libre et le chlore combiné à des matières organiques se forment en quantité minime. Dans cette expérience le chlore ne subit dans sa forme chimique aucune modification ; il reste à l'état de combinaison fixe, parce qu'aucun aliment susceptible de s'associer avec lui n'a été introduit dans l'estomac.

L'examen de la digestion du repas d'épreuve nous conduit aux mêmes conclusions : jusqu'à la 30ᵉ minute F augmente et représente la plus grande partie de T, mais alors l'acte fermentatif, sur lequel nous allons insister, commence, et la valeur de F diminue tandis que celle de C augmente.

2° *L'acte fermentatif*. — La digestion des albuminoïdes par le suc gastrique peut être conçu de la manière suivante : sous l'influence de la pepsine l'albumine se transforme en peptone directement assimilable, mais pour subir cette transformation sa molécule est obligée de passer par des états successifs dans lesquels elle doit fixer des atomes de chlore combinaison chloro-organique (C).

Pour cela les chlorures fixes doivent être décomposés et

donner à l'albumine leurs atomes de chlore (pour Winter cette décomposition des chlorures fixes serait produite par du phosphore acide sécrété par les glandes de l'estomac). Les chlorures fixes produisent de l'acide chlorhydrique qui, étant immédiatement fixé par les matières organiques, n'apparaît donc à l'analyse du suc gastrique qu'en faible quantité. Il est facile par celle-ci de calculer la quantité de chlore qui se fixe ainsi sur les matières organiques (C). L'expérience a montré que dans la digestion normale C donnait à peu près la mesure de l'acidité totale A. Voici comment les choses se passent : l'acidité du suc gastrique est produite par des fonctions acides COOH qui se libèrent au moment où HCl se fixe sur la molécule albuminoïde ; celle-ci, en effet, possède une fonction acide amidée dont les parties constituantes se neutralisent réciproquement. Si la fonction alcaline est neutralisée d'autre part par HCl (combinaison chloro-organique) la fonction acide préexistante sera décelable. En réalité, les choses ne se passent pas exactement ainsi. Il peut se fixer non seulement sur des acides amidés qui libèrent alors leur fonction acide COOH, mais encore sur des fonctions exclusivement alcalines $Az H^2$, qui donneront des chlorhydrates ammoniaques sans altération d'aucune fonction acide et par conséquent sans augmentation de A. De sorte que si l'on calcule séparément C et A, on trouve que C est plus grand que A — H. Normalement les molécules d'HCl libérant des fonctions acides et contribuant à former A, donnent les 86/100 du chlore fixe sur l'albumine (C). C'est ce rapport $\frac{A - H}{C}$ que l'on désigne par α.

Quand $\alpha = 0,86$, on peut dire que la peptonisation est bonne, mais si ce rapport est augmenté la peptonisation est mauvaise, puisque l'acide chlorhydrique fixe l'est en trop grande partie sur la fonction alcaline $Az H^2$.

Les produits chloro-organiques que nous venons d'étudier

se transforment successivement en syntonine, propeptones et enfin en peptones assimilables. Au bout de la première heure C atteint son maximum et diminue ensuite peu à peu tandis que F, qui avait notablement diminué, devient de plus en plus grand. On voit facilement que les valeurs de T, de C et de H donneront dans chaque cas particulier de précieuses indications sur l'élément chlorhydrique de la digestion gastrique. T représentera le chlore alimentaire et le chlore sécrété par les glandes. Le premier ne variant pas, T représentera le chlore sécrété ou la chlorurie ; C et H nous donneront la mesure du chlore utilisé dans la digestion : chlorhydrie.

Dans l'étude de l'hypochlorhydrie nous verrons comment T, C et H varient. L'augmentation d'α traduira l'existence de fermentations anormales qui augmentent l'acidité totale en dehors de l'acide chlorhydrique ; s'il est normal, il nous indiquera un équilibre entre les groupes chlorés et les groupes acides, signes d'une bonne peptonisation. L'examen chimique du suc stomacal pourra en résumé nous donner des indications sur l'ensemble des phénomènes digestifs ou pepsie ; cette dernière comprendra une notion de quantité représentée par la chlorhydrie C et H de qualité (peptonisation représentée par α) et une notion d'évolution dans les phénomènes digestifs représentés par les variations de T et de F. Il résulte de ces considérations que l'acide chlorhydrique a une importance capitale dans la digestion gastrique. La pepsine, comme tous les ferments, agit même en très faible quantité et sera rarement insuffisante ; si l'on peut obtenir une chlorhydrie normale, presque toujours la digestion gastrique s'effectuera normalement.

II. *Action pepsinogène.* — Nous venons de montrer que pour obtenir un bon chimisme gastrique il faut surtout se

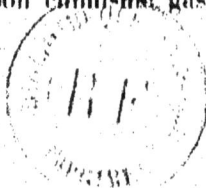

préoccuper de la quantité de l'acide chlorhydrique. Pour certains auteurs ce dernier serait d'autant plus important que c'est lui qui dans une certaine mesure tient sous sa dépendance la sécrétion de la pepsine. Jaworsky ayant introduit dans un estomac à jeun une solution d'HCl, retira peu de temps après un liquide très riche en pepsine. Bourget obtint des résultats analogues dans 63 cas et notamment dans un certain nombre d'observations de cancéreux chez lesquels la sécrétion de la pepsine était nulle ou extrêmement réduite ; il put la rétablir partiellement en usant d'une solution à 3 %.

III. *Action antifermentescible.* — Au début c'est surtout cette action que l'on avait en vue lorsqu'on prescrivait l'acide chlorhydrique ; aujourd'hui on lui accorde moins d'importance ; elle n'en est pas moins évidente et établie sur des faits irrécusables. Mapu a montré qu'il n'y a aucun germe vivant dans un estomac à sécrétion normale, mais si cette sécrétion est neutralisée, les microorganismes peuvent passer vivants dans l'intestin. Kabrehl, Hamburger et Charrin ont montré le pouvoir antiseptique de l'acide chlorhydrique sur le bacille d'Eberth, le vibrion cholérique, le bacille de Löffler. Mais malgré son évidence il n'en est pas moins certain que l'action antifermentescible n'a qu'une importance infime quand on la compare à celle que présente l'action chimique.

MOTRICITÉ GASTRIQUE

Non seulement l'acide chlorhydrique joue un des premiers rôles dans le chimisme gastrique, mais encore il aurait aux yeux de certains auteurs une action des plus nettes sur la motilité gastrique. Tandis que Duccesdu prétend qu'HCl excite surtout les mouvements de la région du cardia et ralentit ceux du pylore, Roux et Balthazar (Soc. de biol. et Arch. de biol., 1808), pensent que la partie vraiment motrice de l'estomac est la région prépylorique ; à leur avis l'acide chlorhydrique déterminerait des mouvements péristaltiques violents qui chasseraient le chyme de l'estomac dans le duodénum. Ce-contractions, provoquées au bout d'un quart d'heure par une solution de peptone, ne se produisent que trois quarts d'heure après avec une solution d'HCl. Ces auteurs ont aussi fait l'expérience suivante : ils ont introduit une petite quantité d'albumine dans l'estomac d'une grenouille, aucune contraction ne se produit ; si on ajoute une solution même très faible d'acide chlorhydrique on voit immédiatement la région prépylorique se contracter très énergiquement. Déjà Batelli, en 1896, avait attribué à l'acide chlorhydrique une certaine action sur la motricité stomacale, mais il lui déniait le pouvoir de produire de vrais mouvements péristaltiques. Voici comment il s'exprimait : « L'acide chlorhydrique produit une certaine élévation du tonus musculaire de l'estomac, mais il est incapable de produire de vrais mouvements péristaltiques ; cette contraction des parois stomacales est passagère et se produit même quand les nerfs pneumogastriques sont sectionnés, ce qui ferait supposer que l'acide chlorhydrique agit par irritation locale. » En somme, il semble résulter de toutes ces constatations que l'acide chlorhydrique a une action faible mais réelle sur la motricité gastrique.

C'est lui aussi qui règle le passage du chyme dans l'intestin. Von Mehring et Pawloff ont montré que lorsque les aliments liquéfiés et divisés franchissent le pylore, leur acidité excite la muqueuse duodénale, qui par réflexe provoque la contraction du sphincter pylorique. Lorsque cette action réflexe est épuisée, nouvelle issue de chyme, nouveau spasme réflexe et ainsi de suite. Si l'acidité gastrique est faible, la fermeture du pylore sera insuffisante et le chyme passera trop vite dans l'intestin.

B. — Rôle dans la digestion intestinale

Role dans la sécrétion pancréatique

L'acide chlorhydrique ne se borne pas seulement à digérer les albuminoïdes de l'estomac et à régler le passage du chyme dans l'intestin, mais il aide encore à la digestion intestinale en excitant la sécrétion pancréatique et peut-être biliaire. S'appuyant sur les expériences de Pawloff, qui excitait la sécrétion du pancréas avec de l'acide carbonique, Dolinsky montra que le stimulant physiologique de cette sécrétion était l'acide du chyme stomacal. Pawloff et Popelski localisèrent cette excitation au niveau du duodénum, Westheimer au niveau du tiers supérieur du jéjuno-iléon. A l'heure actuelle il semble que l'excitation de la sécrétion pancréatique par l'acidité du chyme est le résultat d'un double mécanisme :

1° L'acide agit par lui-même en excitant le pancréas par voie réflexe ;

2° L'acide agit en provoquant au niveau du duodénum la formation d'une substance spéciale : la sécrétine, laquelle passant dans le sang excite directement la cellule pancréatique.

1. Action propre de l'acide. — L'acide chlorhydrique agit par lui-même sur la sécrétion pancréatique en excitant immédiatement les terminaisons nerveuses de la muqueuse duodénale, qui par réflexe provoqueront la sécrétion pancréatique. L'acide introduit dans le rectum, l'estomac ou même

dans le sang n'a aucune action sécrétoire. Introduit dans le
duodénum, même lorsque celui-ci ne présente aucune connexion vasculaire avec le pancréas, il détermine la production de suc pancréatique par lui-même et non par l'intermédiaire de la sécrétine, qui, comme nous allons le voir, n'agit
pas par voie nerveuse, mais agit par voie sanguine. La preuve
que les acides peuvent agir par eux-mêmes, c'est que certains, tels que l'acide carbonique et l'acide borique, qui ne
produisent pas de sécrétine, provoquent cependant la sécrétion pancréatique.

II. Action de la sécrétine. — Le chyme gastrique acide
agit surtout par l'intermédiaire de la sécrétine ; cette substance se forme par suite de l'action de l'acide sur la muqueuse duodénale ; de là elle passe dans le sang et va exciter
le pancréas. Popielski pensait que l'action de la sécrétine
s'exerçait non par voie vasculaire mais par voie réflexe et
n'avait aucune spécificité sur la sécrétion pancréatique ; il
appuyait son opinion sur l'expérience suivante : si l'on introduit une solution acide dans un duodénum totalement éner-
vé conservant seulement des connexions vasculaires avec le
reste de l'organisme, l'excitation pancréatique faisait défaut.
Fleig a réfuté cette opinion en montrant que la suppression de
toute action nerveuse empêchait la sécrétine de passer dans le
courant sanguin. Isolant une anse jéjunale dont il conservait
intactes les connexions nerveuses, il recueillait le sang de cette
anse jéjunale dans laquelle il avait préalablement introduit
une solution acide. Ce sang veineux contenait de la sécrétine,
puisque injecté dans la saphène d'un autre animal il excitait
la sécrétion du pancréas. La sécrétine agit exclusivement par
voie sanguine puisque, si on introduit de la sécrétine dans une anse intestinale conservant son innerva-
tion, privée de toute connexion vasculaire ou lymphatique

avec le reste de l'organisme, on n'observe aucune sécrétion. La sécrétine est donc incapable d'exciter directement les terminaisons nerveuses de la muqueuse intestinale.

En résumé le chyme gastrique acide passant dans le duodénum, prépare sa digestion ultérieure en excitant directement et indirectement par voie nerveuse et par voie sanguine la sécrétion du pancréas.

ROLE DANS LA SÉCRÉTION BILIAIRE ET INTESTINALE

Cette excitation de la sécrétion par l'acidité du chyme gastrique s'exerce non seulement sur le pancréas mais encore sur le foie et l'intestin lui-même. Déjà, en 1856, Cl. Bernard remarqua qu'une goutte d'acide placée à l'embouchure du cholédoque provoquait une sécrétion biliaire immédiate. Falloise, Wertheimer, Henriquez et Hallion ont obtenu des résultats positifs avec l'acide chlorhydrique. De même que le mécanisme de la sécrétion du pancréas, celui de la sécrétion biliaire peut être expliqué par une double action de l'acide biliaire et de la sécrétine. Il faut bien remarquer qu'il ne s'agit pas là seulement d'une simple excrétion mais d'une véritable sécrétion.

L'analogie se poursuit pour les glandes de l'intestin ; une solution d'acide chlorhydrique mise en contact avec une anse duodénale ou jéjunale produit la sécrétion du suc entérique. Cette sécrétion persiste longtemps après que toute trace d'acide a disparu. L'acide peut par réflexe provoquer la sécrétion des glandes voisines.

Nous sommes loin de l'ancienne notion, qui établissait une sorte d'antagonisme entre l'acidité du milieu gastrique et l'alcalinité du milieu intestinal. Les diverses étapes de la digestion sont étroitement solidaires, l'insuffisance du chimis-

me gastrique provoque l'insuffisance du chimisme intestinal
et inversement, si nous savons corriger ou améliorer le chimisme gastrique, du même coup nous exciterons le chimisme intestinal et agirons favorablement sur toutes les étapes
de la digestion.

CHAPITRE II

APERÇU CLINIQUE ET DIAGNOSTIQUE

L'hypochlorhydrie n'est pas une entité morbide, c'est un trouble de la sécrétion gastrique commun à un grand nombre de maladies et qui se manifeste cliniquement par une série de symptômes que nous allons maintenant étudier.

Les hypochlorhydriques ont habituellement peu d'appétit, quelquefois une anorexie presque absolue. Les repas à peine terminés, demi-heure ou trois quarts d'heure après, au moment où la digestion devrait être en pleine activité, ils éprouvent des douleurs dans la région épigastrique ; ces douleurs sont habituellement peu intenses, caractérisées le plus souvent par une sensation de distension et de pesanteur gastrique. Parfois cependant, surtout chez les nerveux, on observe de véritables crises gastralgiques. L'estomac de ces malades est distendu et atone. Ils sont quelquefois obligés de desserrer leurs vêtements. La digestion anormale se manifeste encore par des éructations acides ou encore par de rares vomissements ; tout cela ne va pas sans provoquer des malaises généraux dans la période qui suit le repas ; le malade a le visage congestionné, avec des bouffées de chaleur. Incapable de tout travail, il se laisse aller à une somnolence presque invincible. Des céphalées intenses font parfois son tourment. L'appareil cardio-vasculaire réagit lui aussi par de la tachycardie, de l'intermittence et de l'irrégularité du pouls. Potain a noté dans un grand nombre de cas l'exagération du second bruit au niveau de l'artère pulmonaire, un bruit de galop et un souffle systolique au niveau du ventricule droit. Ces difficultés de la digestion ne sont pas localisées à l'estomac ; assez souvent le passage des aliments dans l'intestin se traduit par une diarrhée rapide et abondante, les selles sont fluides et lientériques, preuve à la fois du passage trop rapide des aliments dans le tube digestif et de leur insuffisante digestion. A la douleur gastrique succède une douleur abdominale péri-ombilicale habituellement. A la longue le défaut d'assimilation des aliments provoque des troubles profonds de l'état général. Les malades se présentent amaigris, le faciès terreux, la peau sèche et rugueuse, donnant l'impression des cachectiques et des cancéreux. Des troubles nerveux sont assez fréquents, caractérisés ordinairement par de la neurasthénie, de l'abattement, de la paresse, de la céphalalgie. On a même noté comme rareté clinique de l'aphasie et de l'hémiplégie transitoire. Dans bien des cas le syndrome hypochlorhydrique se présente sous un aspect tout différent, le malade ne souffre ni des pesanteurs gastriques ni de diarrhée ni des troubles nerveux dont nous venons de parler, il réalise une de ces formes latentes que seul l'examen du chimisme gastrique pourra déceler.

Le diagnostic clinique dans la forme habituelle est assez facile. L'hypochlorhydrique ne sera pas confondu avec l'hyperchlorhydrique, gros mangeur qui souffre seulement trois ou quatre heures après le repas, dont les douleurs sont beaucoup plus violentes (crises gastralgiques).

Il nous faut signaler cependant une erreur clinique assez fréquente. On voit des malades qui, avec tous les symptômes de l'hypochlorhydrie, présentent du pyrosis, des éructations acides et désagréables, et pourraient passer aux yeux des cliniciens non prévenus pour des hyperchlorhydriques. Ce sont ceux chez qui l'absence ou la diminution de l'HCl permet le développement d'acides de fermentations (acide lactique, butyrique ou autres) : ces sujets sont des hypochlorhydriques tout en étant des hyperacidés, et ce ne sera le plus souvent que par l'examen chimique du suc gastrique que le diagnostic pourra être rectifié.

Cet examen du suc gastrique reste en effet le moyen le plus certain d'écarter toute erreur possible de diagnostic. Sa technique en est aujourd'hui bien établie et en rend en somme l'exécution assez facile. Le cathétérisme de l'estomac sera pratiqué une heure après le repas d'épreuve d'Ewald. L'examen extemporané donnera quelques indications qu'il faudra ensuite vérifier par l'analyse chimique. Quand il s'agit d'un hypochlorhydrique, le liquide ramené par le cathétérisme est épais, foncé, de quantité réduite, il contient des débris alimentaires non encore digérés. Si l'on examine les étapes successives de la transformation de l'albumine on trouve en assez grande quantité des albuminoïdes non digérés, une diminution notable de la quantité des peptones, rarement de la syntonine. Quant aux composés chlorés ils sont par définition diminués. H (acide chlorhydrique libre) est égal à zéro, ou il n'en reste que des traces. C est aussi très diminué. L'acidité totale (A) est très variable, tantôt très diminuée (absence de fermentations anormales), tantôt normale ou augmentée. Nous avons montré que dans la majorité des cas C se mesure par A, puisque chaque molécule de chlore se combinant à la molécule albuminoïde, libère une fonction acide, facteur de l'acidité totale. S'il n'y a donc pas de fermentations anormales, si autrement dit α est voisin de 0,86, la chlorhydrie H + C sera mesurée par A. Nous pourrons alors avec Hayem dis-

tinguer trois degrés dans l'hypochlorhydrie ou mieux l'hypopepsie.

Dans le premier degré A est supérieur à 100 ;

Dans le 2e degré, A est inférieur à 100 ;

Dans le troisième degré, A est égal à 0.

Voici les exemples cités par Hayem :

$$1^{er} \text{ degré } (A > 100)$$
$$H = 0,011$$
$$C = 0,150$$
$$A = 0,129$$

$$2^{me} \text{ degré } (A < 100)$$
$$H = 0$$
$$C = 0,095$$
$$A = 0,075$$

$$3^{me} \text{ degré } (A = 0)$$
$$H = 0$$
$$C = 0,058$$
$$A = 0$$

Voici enfin un exemple toujours emprunté à Hayem d'hypochlorhydrie avec fermentation acide.

$$\left. \begin{array}{l} H = 0 \\ C = 0,176 \\ A = 0,227 \end{array} \right\} \quad \alpha = 1,28$$

On voit dans ce cas que malgré la valeur très élevée de
A et de α, H et C sont très diminués.

Tel est le syndrome hypochlorhydrie ; il nous faut maintenant énumérer les maladies dans lesquelles on l'observe et
le mécanisme par lequel elles lui donnent naissance.

L'hypochlorhydrie ou insuffisance de la sécrétion gastri-

que s'observera dans toutes les lésions de l'estomac qui at-
teindront les glandes de l'organisme (gastrite chronique, catarrhe chronique, atrophie de la muqueuse, cancer) et dans
celles qui porteront atteinte à la fonction sécrétoire du sys-
tème nerveux.

Dans le premier groupe il faudra bien distinguer l'hypochlorhydrie par lésion banale de gastrite chronique et celle
due au cancer : la première consécutive à une irritation locale (alcool, tabac, épices, médicaments) ou à une cause générale (tuberculose, diabète, goutte, urémie, hépatisme) sera
distinguée du cancer par un amaigrissement moins prononcé,
une nutrition encore satisfaisante, l'absence de teinte jaune
paille, d'engorgement ganglionnaire de tumeur gastrique ou
hépatique. Attribuer sa véritable valeur à l'hypochlorhydrie
dans la neurasthénie, les ptoses viscérales, sera beaucoup plus
complexe, tantôt nous aurons affaire à une atonie générale
avec ptose abdominale et gastrique dont l'hypochlorhydrie
sera un symptôme secondaire, tantôt le malade sera un neu-
rasthénique qui, dégénéré, fera de l'hypochlorhydrie consécutive à sa neurasthénie. D'autres fois, l'insuffisance de la
sécrétion gastrique sera le symptôme essentiel et causal et
provoquera les phénomènes nerveux. Seul l'examen attentif
de chaque cas particulier permettra d'arriver à un diagnostic
précis.

CHAPITRE III

ROLE DE L'ACIDE CHLORHYDRIQUE INGERE

L'étude que nous venons de faire nous a montré l'importance du rôle joué par l'acide chlorhydrique physiologique dans les étapes stomacales puis intestinales de la digestion. Nous avons vu ensuite quels troubles souvent graves entraînait l'insuffisance de la sécrétion chlorhydrique.

Pour guérir cette insuffisance, deux méthodes thérapeutiques s'offrent à nous. Nous pouvons essayer de réveiller la sécrétion stomacale en administrant divers excitants, ou bien suppléer à l'insuffisance de cette sécrétion en faisant absorber du suc gastrique artificiel ou extrait de l'estomac d'un autre animal.

A quel groupe devons-nous rattacher le traitement des hypochlorhydries par l'acide chlorhydrique ? Pour certains, Lépine, Tournier, ce serait dans le premier : l'acide chlorhydrique ayant à leur avis une action excitante sur la sécrétion stomacale ; pour d'autres, il serait mieux placé dans le second groupe. Encore Hayem fait-il à ce sujet certaines réserves et se demande-t-il si l'addition d'HCl au contenu stomacal dans le cours de la digestion lorsque cet acide paraît manquer, peut, comme semblent le croire beaucoup de médecins, remplacer l'HCl d'origine naturelle.

Nous sommes ainsi amenés à nous demander quelle est

l'action de l'acide chlorhydrique ingéré. Nous devons tout d'abord avouer que l'accord est encore loin d'être fait et que nombreuses sont les contradictions et les divergences parmi celles émises par les auteurs qui se sont occupés de la question.

Certains ont voulu que son action soit bienfaisante par ce seul fait que l'acide chlorhydrique ingéré avant d'arriver dans l'estomac se trouve en contact avec les muqueuses buccales et œsophagiennes. Tournier, en effet, voit dans ce passage le point de départ d'un réflexe excitant de la sécrétion gastrique. Cette opinion mérite de n'être admise que sous les plus extrêmes réserves ; en effet, les auteurs qui l'ont émise n'ont apporté à son appui aucun fait, ni expérimental, ni clinique. Khigine, d'autre part, a prouvé par l'expérimentation que l'eau pure était, dans la production de ce réflexe, plus active que les solutions d'acide chlorhydrique ou de suc gastrique complet.

Une fois dans l'estomac, l'acide chlorhydrique ingéré va-t-il remplacer dans toutes ses fonctions l'acide chlorhydrique que ne sécrète plus la glande gastrique ? C'est là un point discutable et discuté. En effet, nous ne sommes plus ici exactement dans les conditions normales et l'acide chlorhydrique de la digestion naturelle agissant à l'état naissant, on est en droit de penser qu'il doit être plus actif. Nous devons tout d'abord faire remarquer que, pour ce qui est de la digestion intestinale, l'équivalence des deux genres d'acide ne peut être mise en doute, l'état particulier de l'acide naturel n'existe plus ici et ne peut par conséquent entrer en ligne de compte. D'ailleurs, nous sommes obligés d'avouer que la preuve de cette équivalence nous serait bien difficile à faire ; il faut, en effet, se rappeler que les expériences qui ont fait connaître l'action d'HCl dans la digestion intestinale ont été faites en mettant la muqueuse duodéno-jéjunale en contact avec des solutions d'acide chlorhydrique artificiel. Pour ce qui est au contraire de la comparaison entre les valeurs des deux agents dans la digestion stomacale (digestion des albuminoïdes, rôle moteur, rôle d'excitant de la sécrétion peptique), des expériences très précises ont été faites par Jaworski et par Gilbert. Tous deux sont d'accord pour conclure à l'égale valeur de l'acide chlorhydrique ingéré et de celui qui est sécrété par les glandes gastriques. Jaworsky expérimentait en faisant absorber à des hommes sains et à des malades des solutions d'HCl et en étudiant leur chimisme stomacal. Gilbert étudiait la marche de la digestion chez des chiens à fistule gastrique, chez lesquels il introduisait à la fois 200 grammes de viande et 200 grammes d'une solution d'HCl à 8 grammes par litre.

Nous pouvons donc conclure de ces diverses considérations que, malgré les réserves d'Hayem on peut considérer l'acide chlorhydrique, thérapeutiquement introduit dans les voies digestives, comme susceptible de suppléer à peu près complètement l'acide physiologique. Son emploi est donc parfaitement logique, mais avant de le prescrire, il faut nous assurer que cet agent thérapeutique ne présente pas de graves inconvénients et, par exemple, qu'il n'exagère pas les symptômes douloureux ainsi que certains l'ont prétendu et que, d'autre part, il n'a pas d'action fâcheuse sur l'état général, comme on le lui a reproché. La première objection est facile à réfuter et nous n'aurons qu'à rapporter les innombrables témoignages des auteurs qui ont prescrit l'acide chlorhydrique dans un grand nombre de cas, sans jamais entendre les malades se plaindre du moindre malaise ; qu'il nous suffise de citer : Jaworski, Ewald, Noorden, Max Lœwenthal, Hayem, Lépine, etc. etc. Pour ce qui est du second reproche fait à l'acide

chlorhydrique en particulier, il s'adresse à tous les acides.
On a pensé que l'introduction des acides minéraux dans l'organisme, entraînait consécutivement une grande déperdition
de bases. Cette objection ne pourrait amener quelque réserve
dans l'emploi de HCl, que si les doses utiles atteignaient un
chiffre élevé, mais dans le cas particulier, il ne saurait en
être question et Rosenbach et Nothnagel ont pu montrer que
l'HCl à doses thérapeutiques était sans effet nuisible sur
l'état général.

Voilà donc qui justifie l'emploi de l'acide chlorhydrique
dans le traitement des hypochlorhydries. Cet agent n'est pas
nuisible, il peut suppléer à l'insuffisance de la sécrétion stomacale : ceci est bien établi. Mais, étant donné le nombre
considérable d'états différents dans lesquels on rencontre le
syndrome hypochlorhydrique, on peut se demander si le traitement est également indiqué dans chacun d'eux. Nous répondons franchement oui, mais avec les classiques, nous poserons deux contre-indications assez compréhensibles : 1° dans
le cancer avec rétention, ce traitement ne peut être d'aucune
utilité, l'hypochlorhydrie passe au second plan ; ce qu'il importe de traiter et d'essayer de faire disparaître, c'est la rétention. 2° Il est des cas où l'hypochlorhydrie se complique
d'une hyperesthésie souvent très prononcée de la muqueuse
stomacale. Dans ces cas, l'ingestion de l'acide provoque des
crises douloureuses extrêmement pénibles, et d'autre part,
la clinique montre que ses bons effets sont alors extrêmement
atténués. Il est donc préférable de s'abstenir.

CHAPITRE IV

MODE D'EMPLOI

Après avoir justifié l'emploi de l'acide chlorhydrique dans le traitement des hypochlorhydries et montré quelles sont les indications et contre-indications de cet agent thérapeutique, le temps est venu de nous occuper du côté pharmacologique de la question et de nous demander :

Sous quelle forme ?

A quelle dose ?

De quelle manière on doit l'administrer ?

Tout d'abord, on est en droit de penser qu'en présence d'une hypochlorhydrie nette, il serait plus logique de donner le suc gastrique total, ou du moins d'ajouter aux solutions d'HCl prescrites, une certaine quantité de pepsine. Il est nombre de médicaments, surtout parmi les spécialités, qui sont composés suivant ce principe. Leur administration suppléerait, semble-t-il, plus complètement à l'insuffisance de la sécrétion gastrique.

Mais cette préoccupation est d'ordre plus théorique que pratique. En effet, la pepsine agissant à la façon d'un ferment, la quantité nécessaire à la digestion est extrêmement réduite, et il est tout à fait exceptionnel que l'atteinte gastrique soit suffisante pour déterminer l'absence absolue de cet agent. Sans doute, il est des analyses qui ont montré que tel

suc gastrique pathologique en était absolument dépourvu,
mais il ne faut pas oublier qu'il s'agissait alors de sucs gastriques alcalins, dans lesquels la pepsine se trouvait à l'état
de propepsine et il suffit d'ajouter une certaine quantité d'a-
cide pour voir le ferment pepsique apparaître en quantité notable. Il ressort donc nettement de ces quelques raisons que
l'acide chlorhydrique seul suffit dans un grand nombre de
cas, et qu'en tous cas, il est l'adjuvant indispensable de toute
autre médication des dyspepsies hypochlorhydriques.

La question des doses à donner va maintenant nous arrê-
ter. Nous nous trouvons ici en présence de deux écoles bien
tranchées. Alors que certains auteurs, Hayem en tête, prescrivent l'acide chlorhydrique avec une très grande modéra-
tion, ne dépassant jamais 25 à 30 centigrammes par 24 heures, d'autres, surtout parmi les Allemands, ne reculent pas
devant l'administration de deux à quatre grammes dans le
même espace de temps. C'est l'opinion de ces derniers que
Perraud, sous l'inspiration de Lépine, a soutenue dans sa
thèse. Il a pu citer un certain nombre d'auteurs : Jaworski,
Ewald, Noorden, Max Lœventhal, qui même dans des formes
douloureuses ont pu administrer sans provoquer la moindre
sensation désagréable de grandes quantités d'acide chlorhydrique. C'est là un genre d'argument un peu spécieux, de ce
qu'une méthode thérapeutique ne fait pas de mal, il est pré-
maturé de conclure qu'elle fait du bien. Bien plus digne de
considération est l'opinion de Bouveret qui, se basant sur un
certain nombre de faits cliniques, déclare que : « Si l'on veut
obtenir un résultat appréciable, il faut au moins un gramme
et demi à deux, par jour ». Mais à une affirmation aussi caté-
gorique, on peut opposer l'avis d'Hayem qui, également basé
sur la clinique, est que 30 à 45 centigrammes par jour sont
largement suffisants.

Nous pensons qu'il faut conclure de ces divergences d'opinions que si, dans un grand nombre de cas les doses faibles produisent de bons effets, il en est d'autres où elles ne suffisent plus et où, pour pouvoir être certain d'avoir tiré de l'acide chlorhydrique tous les bons effets qu'il peut donner, il faut le prescrire à plus fortes doses. Toujours est-il que dans la pratique on devra commencer par suivre la méthode d'Hayem et l'on prescrira :

> Acide chlorhydrique .... 2 grammes
> Eau distillée .... 200 »

On pourra, dans certains cas particulièrement douloureux, remplacer l'eau distillée simple par de l'eau chloroformée, ainsi que le conseille Gaston Lyon. De cette solution, le malade prendra une cuillerée à bouche dans un quart de verre d'eau sucrée.

Si au bout de quelques jours de cette thérapeutique, le mieux attendu ne s'est pas produit, on sera autorisé à recourir aux doses fortes, et l'on conseillera de prendre dans un demi-verre d'eau ou de tisane chaude, 15 gouttes d'HCl ; une demi-heure après, nouvelle dose égale jusqu'à ce que l'on atteigne le maximum de 60 gouttes d'acide chlorhydrique officinal, ce qui correspond environ à 4 grammes. Dans les cas où l'on suit cette dernière pratique, il sera bon de conseiller au malade de piper la solution avec une paille, ce qui lui permettra d'éviter qu'elle ne touche directement les dents. Il sera bon aussi d'interrompre de temps à autre le traitement.

Quelle que soit la pratique adoptée, il est évident que les doses d'acide chlorhydrique faibles ou fortes, devront être prises aux environs du repas, de préférence immédiatement après.

L'emploi de l'acide chlorhydrique dans les hypochlorhydries, pouvait, comme nous l'avons vu, être considéré comme une sorte d'opothérapie partielle ; nous remplaçons l'acide que l'estomac est impuissant à sécréter, par un acide chimiquement semblable et introduit par les voies digestives. Mais nous savons, d'autre part, que cet acide est absolument sans action sur la sécrétion stomacale et sur la cause de l'hypochlorhydrie. En un mot, ce traitement n'a aucune prétention à guérir la cause même de la maladie. Il est nombre de cas, cancer, gastrite chronique, où la nature du mal le met au-dessus de tout essai thérapeutique ; il en est d'autres au contraire (hypochlorhydrie nerveuse, chlorotique, etc.) où l'on doit chercher non seulement à pallier l'hypochlorhydrie, mais encore à la guérir ; l'acide chlorhydrique sera dans ces cas d'un grand secours, car rétablissant artificiellement le chimisme gastrique dans un état voisin de la normale, il nous permettra de maintenir l'état général dans de bonnes conditions. D'autre part, ce même acide chlorhydrique pourra aider à l'absorption de certains médicaments et c'est ainsi que dans les cas d'hypopepsie consécutifs à la chlorose, la médication ferrugineuse ne pourra être établie que si l'on assure son action par l'emploi de l'HCl (Hayem).

OBSERVATIONS

Observation Première

(Personnelle)

L. P..., 45 ans, se plaint depuis l'âge de 26 ans de la lenteur de ses digestions. Après chaque repas, pendant plusieurs heures, elle ressentait des pesanteurs d'estomac, des céphalées intenses, du ballonnement du ventre ; cet état s'accompagnait d'une constipation que de temps à autre coupaient de véritables débâcles intestinales. Au bout de 8 à 10 heures les phénomènes s'amendaient et cette amélioration se marquait souvent par des vomissements dans lesquels la malade rejetait presque intacts les mets du dernier repas. Au début des doses laxatives, presque purgatives d'aloès, avaient amené une amélioration sensible. Mais quelques années après le début de la maladie, les mauvaises digestions étaient redevenues la règle, la malade en était arrivée, tant elle redoutait cet état gastrique, à ne presque plus manger pour moins souffrir. L'amaigrissement était considérable, l'état général inquiétant ; du bicarbonate de soude donné un peu avant les repas n'avait amené aucune amélioration. En janvier dernier, l'on soumit la malade au traitement par HCl, elle prenait après chaque repas, une cuillerée de la solution suivante :

$$HCl \dots\dots\dots\dots\dots \quad 4 \text{ gr.}$$
$$Eau \dots\dots\dots\dots\dots \quad 1.000 \text{ gr.}$$

Dès le premier jour, une amélioration sensible s'est manifestée, la malade a de nouveau des digestions normales, elle mange comme tout le monde et a pu sans en être nullement incommodée, prendre part à des repas copieux. Plus de vomissements, plus de céphalée, plus de pesanteur stomacale. Elle a enfin repris la vie ordinaire et supporte sans inconvénients certaines fatigues, ce qu'elle n'aurait jamais pu faire auparavant, son état gastrique l'immobilisant presque complètement.

OBSERVATION II

Anachlorhydrie. — Nervosisme

Communiquée par M. le docteur Tournier. — Thèse Perraud

Mme B.... Lyon, âgée de 35 ans. Un enfant bien portant. Troubles dyspeptiques très variables suivant les périodes, depuis l'âge de 20 ans : successivement elle n'a pu digérer tel ou tel aliment qu'elle a dû supprimer de son régime. Depuis cinq ans les phénomènes se sont accentués.

Après les repas elle éprouve des malaises, du ballonnement. La malade est amaigrie.

Objectivement : clapotage jusqu'à l'ombilic. Hépatoptose. Un repas d'épreuve retiré au bout de 2 heures, donne :

Ac. tot. = faible
HCl combiné et libre = 0
Achroodextrine.

Traitement. — Noix vomique, HCl, deux doses de 15 goutes.

La malade a été vue à plusieurs reprises.

Amélioration rapide : elle mange aujourd'hui les aliments qu'elle ne pouvait digérer.

L'HCl a été continué pendant un an et demi, huit à quinze jours par mois.

Depuis six mois la malade va très bien.

OBSERVATION III

(In thèse Perraud)

Catarrhe gastrique. — Hypochlorhydrie. — Hypoacidité. — Pas d'hyperesthésie de la muqueuse

D..., 35 ans, épicier, Lyon.

Rien dans les antécédents personnels ; a toujours joui d'une bonne santé. Le malade accuse quelques excès de boisson ; il buvait beaucoup de vin, soit à ses repas, soit au dehors des repas. Pas d'alcool, pas d'absinthe.

En 1895, à la suite de l'extraction d'une dent, il eut une hémorragie violente qui l'affaiblit beaucoup.

L'hémorragie fut difficilement arrêtée et la perte de sang amena un certain degré d'anémie. Le malade resta plus de quinze jours au lit.

A la suite de cet accident, trois mois après, le malade accuse un refroidissement qui le tint au lit quinze jours.

C'est à la suite de cette maladie qu'il ressentit les premières atteintes de gastrite qui l'amène auprès de nous.

Jusqu'alors le malade digérait très bien et était gros mangeur. La digestion devint difficile ; après le repas il y avait du ballonnement du ventre, une sensation de pesanteur, des renvois. L'haleine était fétide, le malade se plaignait de maux de tête, de bouffées de chaleur, de vertiges. Pas d'appétit.

Le malade ayant consulté, fut soumis au régime lacté.

Aucune amélioration. L'appétit se perd de plus en plus, le malade ne mange presque rien et s'amaigrit beaucoup. Il a perdu onze kilos en quinze jours.

C'est à ce moment, octobre 1896, que nous le voyons.

Inappétence complète, sensation de poids après le repas, renvois fréquents d'une odeur fétide, sensation de brûlure, douleurs dans le dos, presque pas de vomissements. Ni constipation, ni diarrhée.

On note légère douleur à la pression de la région épigastrique, léger clapotage.

Rien dans les urines. Poumons et cœur sains.

Un repas d'épreuve retiré donne : mucus assez abondant ; acidité totale faible ; pas d'HCl libre ni combiné. Achroodextrine. On porte le diagnostic : catarrhe gastrique avec hypoacidité et hypochlorhydrie.

Le traitement consiste : régime teinture de noix vomique HCl après les repas.

L'amélioration a été assez rapide. Les vomissements n'ont plus eu lieu ; la digestion se faisant bien, l'appétit renaît et le malade mange comme auparavant. Plus de renvois.

Novembre. L'amélioration s'est maintenue. Le malade est très bien portant et a repris son embonpoint.

Revu en 1898 ; n'a jamais repris ses troubles digestifs : se porte bien.

OBSERVATION IV

(*In* thèse Perraud)

Hypoacidité. — Hypochlorhydrie. — Catarrhe gastr. — Constipation

C. J..., 66 ans, journalier, occupe salle Sainte-Elisabeth, lit numéro 16. Entré le 25 avril 1895.

Pas d'antécédents héréditaires. Pas de maladies antérieures, ni rhumatismes, ni impaludisme, ni syphilis.

Le malade a l'habitude de boire chaque jour un litre de vin et deux ou trois petits verres de rhum.

Très léger tremblement des mains.

Il y a un mois et demi, il fit un séjour à la salle Sainte-Jeanne pour un érysipèle de la face. Il ne sait quel traitement a été ordonné, affirme n'avoir pas pris d'antipyrine.

Sorti de l'hôpital, il y a quinze jours, se portant bien.

Rentré chez lui, il a commencé à vomir ses aliments. L'appétit est nul ; pas de dégoût spécial pour un aliment. Les vomissements surviennent demi-heure à une heure après le repas. Pas de douleurs. Langue étalée, fendillée, sale ; teint pâle, anémié.

A la palpation de l'abdomen, on ne trouve rien de particulier : pas de clapotage, pas de succussion. On ne sent pas de tumeur, le malade n'a jamais remarqué de sang dans ses vomissements, ni de mélœna. Le malade se plaint d'une constipation opiniâtre.

Au cœur, on note de nombreuses irrégularités. Pas de souffle, pas de dédoublement. Pas d'œdème des jambes.

Le pouls a les mêmes caractères d'irrégularité.

Les artères sont dures et sinueuses.

Rien du côté des urines. Pas d'albumine.

On donne HCl : 3 grammes.

30 mai. — Amélioration. On continue HCl qu'on n'avait pas interrompu.

OBSERVATION V

(In thèse Perraud)

Alcoolisme. — Catarrhe gastrique. — Hypochlorhydrie. — Hypoacidité

V... Antoine, 28 ans, apprêteur. Salle Sainte-Elisabeth, 22 avril 1898.

Le malade a des habitudes alcooliques : il avoue deux litres et demi de vin par jour, en plus des petits verres et de l'absinthe.

Dans ses antécédents personnels on relève à l'âge de six ans une fièvre typhoïde, suivie d'un certain degré de paralysie de la langue ; le malade a présenté par la suite du bégaiement très accentué, qui n'a pas complètement disparu. Tænia en 1897. Le malade fait remonter ses troubles gastriques à l'époque de son service militaire ; alors il accusait des vomissements alimentaires et de la douleur stomacale.

A l'hôpital militaire, où il resta deux mois, on le mit au régime lacté : il sortit amélioré. Jusqu'au mois d'octobre 1897, il n'a eu que de rares vomissements. Il y a huit jours, chute sur le sternum.

Actuellement, le malade accuse : douleur épigastrique demi-heure après le repas, ballonnement, sensation de poids. Le matin il a quelques vomissements d'un liquide acide. L'ingestion du vin provoque de vives douleurs ; cependant le malade, surmené par un travail pénible de quinze heures, continue à en boire deux litres. Les vomissements alimentaires sont assez fréquents et surviennent peu de temps après le repas de midi, très rarement le soir. L'appétit est conservé. Objectivement : langue saburrale, léger clapotage.

Rien au cœur, ni aux poumons, ni dans les urines ; le foie ne paraît pas hypertrophié.

Exagération marquée des réflexes. Le malade accuse des picotements fréquents à la plante des pieds. La nuit, rêves et cauchemar. Léger tremblement des mains. Poids 68 kilos.

Un repas d'épreuve vomi demi-heure après donne mucus en excès. HCl libre = 0. HCl combiné, nature douteuse.

On donne le 23 avril, 2 grammes d'HCl, et le 28 4 grammes dans 500 grammes d'eau. Régime lait et pain.

17 mai. — Depuis six jours, prend le régime ordinaire sans vin. Plus de malaises : quelquefois, une à deux heures après l'ingestion d'HCl, il a quelques renvois acides. Ne vomit plus. Poids 64 kil. 500.

23 mai. — Le malade ne souffre plus ; plus de vomissements. L'appétit est revenu, la langue est dépouillée. Poids 65 kilos.

Ces jours derniers, le chimisme est fait à nouveau.

Un repas d'épreuve retiré au bout de deux heures, a donné : Bouillie stomacale un peu plus liquide que normalement ; mucus en faible quantité sur le filtre.

> Acidité totale = 2.920
> HCl libre = 0
> HCl combiné = vert-pomme
> Achroodextrine · · réaction des peptones.

Le malade va tout à fait bien.

Observation VI

(In thèse Perraud)

Catarrhe gastrique consécutif à quelques excès de vin. — Hypochlorhydrie
Hypoacidité

M. T..., âgé de 30 ans. Vu le 2 mars 1898.

Il y a sept ans, spécificité. Depuis quatre à cinq ans, le malade éprouve après tous les repas, du ballonnement stomacal considérable. Il fait quelques excès de vin.

Depuis deux ans, fréquents vomissements alimentaires, pituite le matin, pharyngite assez accentuée. Cystite ancienne. L'urine encore légèrement louche, donne quelques traces d'albumine.

Objectivement on note : grand clapotage jusqu'à l'ombilic deux à trois heures après les repas ; pas de douleur à la pression, bruit de succussion. Le foie est légèrement augmenté de volume. Le côlon descendant est perçu contracturé.

Constipation. Hémorrhoïdes.

Un repas d'épreuve, retiré au bout de deux heures, donne :

Acidité totale = 1,095
HCl libre = 0
HCl combiné = réaction douteuse
Achroodextrine — pas d'acidité lactique.

On prescrit : régime HCl, deux doses de quinze gouttes chacun des deux repas.

Le malade est revu le 18 avril. Dès les premiers jours, tous les phénomènes morbides ont cessé ; plus de vomissements ; plus de ballonnement. Le foie a diminué, cependant il est encore perçu plus gros que normalement.

OBSERVATION VII

(In thèse Perraud)

Alcoolisme. — Catarrhe gastrique. — Hypochlorhydrie. — Hypoacidité

J.-P. G..., 53 ans. Salle Sainte-Elisabeth, numéro 10.
Pas d'antécédents héréditaires.

Comme antécédents personnels, une pleurésie en 1871.

Bonne santé ordinaire. Le malade nie l'alcoolisme, cependant depuis cinq à six ans, il présente des pituites matinales.

Depuis longtemps se sent fatigué, mais les accidents pour lesquels il rentre à l'hôpital ne remonteraient qu'à trois semaines. Vers cette époque, il eut une indigestion ; puis souffrit journellement et depuis douze jours les souffrances ont augmenté. Il a des vomissements quotidiens d'aliments et de matières glaireuses. Pas d'hématémèse.

Il accuse une diarrhée forte (3 à 4 selles par jour). Les matières sont très liquides avec, par intervalles, des noyaux solides.

L'appétit est bon, mais il se retient de manger, car le vomissement suit l'ingestion des aliments. Il accuse de la courbature, de la faiblesse générale. Urines normales.

A l'examen de l'abdomen, l'estomac paraît un peu dilaté ; pas de clapotage. La langue est un peu étalée.

Rien au foie, aux poumons, au cœur.

Repas d'épreuve : pain et eau. On retire le liquide une heure après.

Beaucoup de mucus.

HCl libre ou combiné = 0 ;
Acidité lactique — traces ;

Réaction de l'achroodextrine :
Acidité totale = 0,458.

Le diagnostic porté est : Alcoolisme, catarrhe gastrique, anachlorhydrie. On donne HCl, 2 grammes.

Amélioration. Le malade est perdu de vue quelque temps.

14 août 1894. — Le malade revient de nouveau à l'hôpital. Après une longue période d'amélioration, il a repris ses troubles gastriques. Les digestions sont pénibles et difficiles ; après le repas, sensation de pesanteur, de lourdeur ; tendance invincible au sommeil : cauchemars, surtout la nuit.

On note : l'estomac est un peu dilaté ; il y a du clapotage.

L'appétit est bon, pas de vomissement. Pas de tremblement des mains.

Après un repas d'épreuve, on note une absence complète d'HCl libre ou combiné. Trace d'acide lactique.

On donne HCl, 1 gramme.

CONCLUSIONS

I. L'acide chlorhydrique joue dans la digestion un rôle de tout premier ordre. Il tient sous sa dépendance : 1° *dans l'estomac*, la digestion des albuminoïdes, la motricité stomacale, la sécrétion de la pepsine ; 2° *dans l'intestin*, la sécrétion biliaire et pancréatique, soit qu'il agisse par lui-même ou par l'intermédiaire de la sécrétine.

II. La diminution ou la disparition de la sécrétion chlorhydrique et les divers symptômes qui manifestent cette insuffisance sécrétoire, constituent un syndrome : l'hypochlorhydrie. Cet état est sous la dépendance de causes des plus variables, locales ou générales.

III. L'acide chlorhydrique introduit artificiellement dans les voies digestives peut suppléer celui qui ne sécrète plus la muqueuse gastrique. Administré à doses thérapeutiques, il ne peut produire aucun mauvais effet sur l'état général.

IV. Il n'y a que deux contre-indications à son emploi : 1° le cancer stomacal avec rétention : 2° l'hyperesthésie de la muqueuse gastrique.

V. Les auteurs ne sont pas d'accord sur la question dose. Les uns pensent que les faibles doses (3 à 4 centigrammes par jour) suffisent dans tous les cas ; d'autres, que seules les fortes doses (2 à 4 grammes par jour) sont efficaces. Il semble logique de conclure que l'on devra commencer par les doses faibles, et en cas d'insuccès ne renoncer à l'emploi de l'HCl qu'après avoir essayé des doses fortes.

BIBLIOGRAPHIE

Jusqu'en 1898, on trouvera la bibliographie très complète de la question dans la thèse de :

PERRAUD. — De l'emploi de l'acide chlorhydrique à hautes doses dans certaines affections de l'estomac. Thèse de Lyon, 1897-1898, n° 144.

On pourra consulter en outre :

CALANDRELLI. — Dyspepsias sintomaticas y dispepsias idiopaticas. Semana med., Buenos-Ayres, 1902, IX, 37-38.

EINHORN. — Constipation et diarrhée, suite d'affections gastriques. Med. Record, 27 février 1897.

— Maladies de l'estomac, 1901.

FLEIG. — Action de la sécrétine et action de l'acide dans la sécrétion pancréatique (Archives générales de médecine, février 1903).

— Du mode d'action des excitants chimiques, des glandes digestives.

— Archives internationales de physiologie (1904).

FOUCAUD. — Des fonctions intestinales dans les affections de l'estomac. Thèses de Paris, 1902-1903, n° 339.

HAYEM. — Les évolutions pathologiques de la digestion stomacale. Paris 1907. Masson et Cie, éditeurs.

— Leçons de thérapeutique, 4e série, les médications, Paris, 1893.

LAURENT. — Des réactions chimiques de l'estomac. Thèse de
    Lille, 1895-1896, n° 117.

LEMOINE. — Traitement de la dyspepsie hypochlorhydrique.
    Revue internationale de Médecine et de Chirurgie, 1903.
    Analyse dans la Revue thérapeutique, 1903. Lyon,
    Traité élémentaire de clinique thérapeutique, 6° édi-
    tion, 1905.

MATHIEU. — La motricité stomacale et le transit des liquides
    dans l'estomac. Société de biologie, 25 janvier et 15
    février 1896.
    — Bulletin de la Société anatomique, 1902.
    — Maladies de l'estomac, 1901. Paris, in Traité de Char-
    cot, Bouchard, Brissaud.

MOLARD. — Contribution à l'étude du chimisme stomacal. Va-
    riation de l'acidité totale et l'HCl libre. Thèse de Phar-
    macie Université 1903-1904, n° 31.

PAWLOFF. — Die Alcit der Verdauungsdrüsen. Wiesbaden,
    1897.

ROBIN. — Traité de thérapeutique. Rueff, Paris.
    Bulletin Soc. thérapeutique, 1902, n° 463.

ROGER. — L'acide chlorhydrique. Revue de thérapeutique,
    décembre 1906.

ROMME. — Traitement de quelques dyspepsies intestinales
    d'origine stomacale. Presse médicale, Paris 1896, n°
    699.

REED. — The stomach conditions in intestinal indigestion.
    Philad. Med. Jour., 1900, VI, n° 136.

ROUX et BALTHAZARD. — Étude sur le fonctionnement moteur
    de l'estomac. Arch. physiol., 1898.

SOUPAULT. — Dilatations d'estomacs. Paris 1902.
    — Diarrhée chronique et insuffisance du suc gastrique.
    Bull. de la Soc. méd. des Hôpitaux, 1901, XVIII.

SOUPAULT et FRANÇOIS. — Traitement de la diarrhée chronique. Bull. Soc. thérapeutique 1902, n° 463 et Revue de thérapeutique, 1903.

VINCENT. — Traité de l'exploration nouvelle des organes digestifs 1898.

WILLIAMS. — Med. Times, New-York, 1900, XXVIII.

SERMENT

En présence des Maîtres de cette École, de mes chers condisciples, et devant l'effigie d'Hippocrate, je promets et je jure, au nom de l'Être suprême, d'être fidèle aux lois de l'honneur et de la probité dans l'exercice de la Médecine. Je donnerai mes soins gratuits à l'indigent, et n'exigerai jamais un salaire au-dessus de mon travail. Admis dans l'intérieur des maisons, mes yeux ne verront pas ce qui s'y passe; ma langue taira les secrets qui me seront confiés, et mon état ne servira pas à corrompre les mœurs ni à favoriser le crime. Respectueux et reconnaissant envers mes Maîtres, je rendrai à leurs enfants l'instruction que j'ai reçue de leurs pères.

Que les hommes m'accordent leur estime si je suis fidèle à mes promesses ! Que je sois couvert d'opprobre et méprisé de mes confrères si j'y manque !

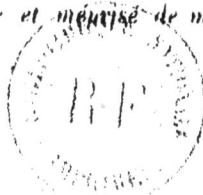

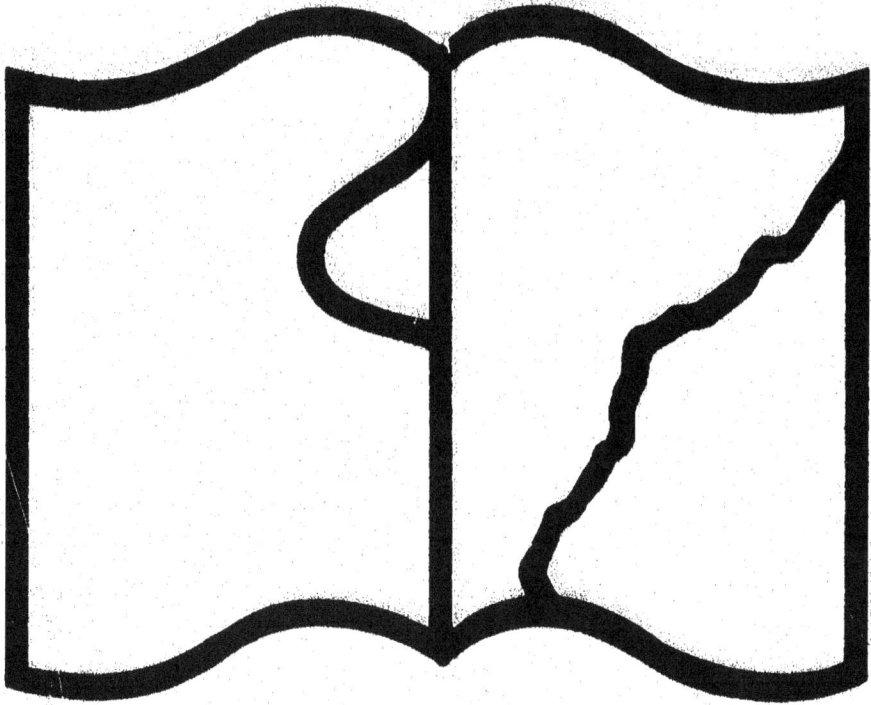

Texte détérioré — reliure défectueuse

NF Z 43-120-11

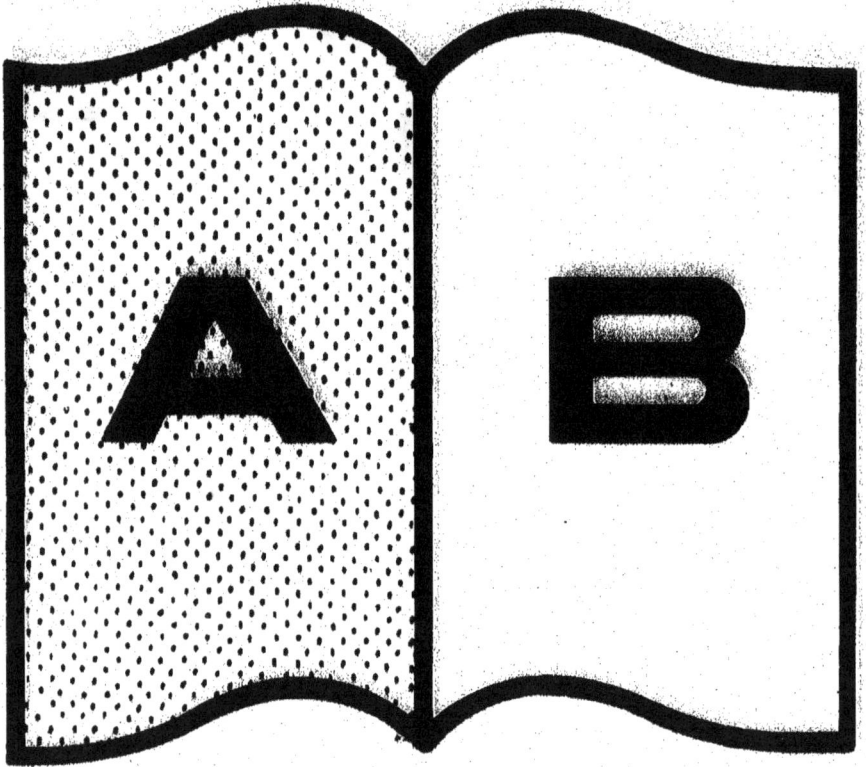

Contraste insuffisant

NF Z 43-120-14